· · · · · ·
速成手册系列

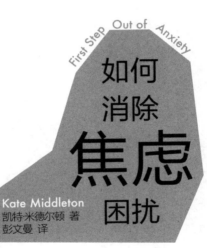

First Step Out of Anxiety

如何
消除
焦虑
困扰

Kate Middleton
凯特米德尔顿 著
彭文曼 译

华东师范大学出版社

编者的话

现代生活的八大病症：焦虑、失眠、抑郁、肥胖、赌博、酗酒、烟瘾、以及婚姻的失败。这种"现代病"有时会困扰你一时，如果不能及时克服的话，甚至会困扰你一生。归纳这些"现代病"的基本征兆如下：

——嫌自己太胖，尝试各种减肥方法都没有效果。

——明知抽烟有害，想戒，但不能坚持，一次次功亏一篑。

——嗜酒如命，想要戒酒，又无力抵挡酒精的诱惑，最终走上酗酒之路，无法自拔。

　　——沉迷于**赌博**，屡输屡赌，深陷其中，欲罢不能。

　　——当**失眠**成为一种习惯，白天无精打彩，入夜辗转反侧，睡梦成了一种奢求。

　　——一段失败的**婚姻**，令你茫然失措，不知道如何直面今后的生活。

　　——在日常生活工作中，一种无名的**焦虑**感始终伴随而至，让你身心疲惫，不堪重负。

　　——无论是成功或挫折，荣耀或压力，都会让你步入**抑郁**的泥沼，一旦深陷，找不到摆脱痛苦的出路，有一种不可救药之感。

　　无论你遇到了上述哪种问题，相信它都已经在无形中对你的生活造成了不同程度的消极影响。如果你已下定决心去克服，但又苦于找不到正确且有效的方法，那么这套"速成手册系列"丛书就是专门为你而量身定制的。

　　本套丛书共包含八本小册子，分别为《如何迈出减肥第一步》、《如何迈出戒烟第一步》、《如何迈出戒酒第一步》、《如何迈出戒赌第一步》、《如何摆脱失眠困扰》、《如何走出分手阴影》、《如何消除焦虑困扰》，以及《如何克服抑郁困扰》。撰写这些小册子的作者均为来自各个相关领域的实干型专家，其中包括专职的心理学家、著名医生等各行业拥有广泛知名度的成功人士，他们中亦不乏有人曾亲身经历上述困境，一度挣扎在无尽的黑暗中，找不到方向，但最终凭借自身的努力和毅力，战胜了"病魔"，重新收获了美好的生活。他们将自己一路走来的体验和经历写入书中，以感同身受的言语，为深受同样问题困扰的读者提供兼具专业性与实用性的指导意见，相信作为读者的你在阅读这本小册子的时候，不仅可以看到自己的影子，同时也能从中汲取改变自身现状的信心和勇气。

现在，开始阅读这本小册子吧！如果有需要的话，你还可以将它带在身边，随时翻阅。希望有一天，当你合上它的时候，你会发现自己的生活已经重新回到了健康、积极的轨道上。到那时，我们编译这套丛书的初衷也就实现了！

本书献给那些勇于挑战并克服焦虑的人——也献给那些让我优先分享他们经历的人。愿你们的勇敢像鼓舞我一样地鼓舞他人。

为什么选择这本书？

你或你所爱的某个人受过焦虑煎熬吗？

你有没有发现

● 你一直担心、感到不安或者难以集中注意力？

● 你易怒，处于失控的边缘？

焦虑是普遍的问题，尽管它普遍存在，但了解它的人却不多。关键是，人们不了解焦虑是可以管理的——它不一定会支配你的生活。

本书告诉你

● 焦虑是什么以及它如何产生影响；

● 是什么激发焦虑以及什么让它更糟；

● 你可以做什么来控制焦虑；

● 当焦虑真的发生时，如何克服它。

虽然没人能永远生活于全然的无忧无虑中，但却可以控制焦虑所具有的威力——采取行动让自己更快乐、更健康。

目　录

引言 / 1

1　焦虑——朋友还是敌人？ / 5

2　当焦虑变糟时 / 16

3　当我们的行为让事情更糟时
　　第一部分：忽略或逃避焦虑 / 29

4　当我们的行为让事情更糟时
　　第二部分：症状如何发展 / 38

5　焦虑线 / 44

6　　放松速成课 /56

7　　清除导火索 /64

8　　开始夺回阵地

　　　第一部分：列出你的担忧 /74

9　　开始夺回阵地

　　　第二部分：康复之路 /79

10　　往前看 /86

写给家人的话 /89

引　言

　　焦虑无处不在，如果想一想你所经历过的诸种情绪，焦虑可能是其中最常见的一种。焦虑存在于所有文化和年龄群中。它是小婴儿最早的情绪之一，也呈现于所有其他动物身上。不幸的是，焦虑也是最成问题的、人们最不情愿经历的情绪之一，而常常令我们感觉最为失控的也正是焦虑。

你知道吗?

- 相较于任何其他情绪,从临床角度来看,焦虑与更多的心理健康问题有联系。

- 焦虑可以成为长期的、慢性问题,当人们试图想办法处理他们感觉到的不适症状时,焦虑会限制人们的生活,并会导致其他问题。

- 焦虑不仅影响着人们的感觉方式——情绪化地感觉——它也会引起身体上的后果,一连串的健康问题由焦虑诱发,或因焦虑而恶化,或与焦虑有关联。

- 焦虑是一个不断扩大的问题——2009年的一项研究表明,三分之一以上的受访者觉得自己比从前更为焦虑。

在你读这本书的时候,你应该很清楚焦虑是如何快速地成为你的敌人的——它何以发展到开始接管你的生活。一旦你陷入焦虑,就会感觉不受控制,并且几乎无法逃脱。然而,克服焦虑,重新掌控自己的生活是可能的。

事实上，没有人永远生活于全然的无忧无虑中——焦虑在控制和影响你的行为方面起着至关重要的作用，没有焦虑，你会处于危险，面对风险不能做出足够迅速的反应，莽撞地遇上某些处境而未能事先预知它们的到来。但你能极大地降低你所要对付的焦虑，当那些紧张的时刻到来时，你也能更好地应对。本书的全部内容都是在帮你更好地理解自己的焦虑，教你如何采取这些首要步骤，摆脱焦虑，阻止它接管你的生活。

记住，像所有情绪一样，焦虑可以成为严重的问题。本书将带你领略应对焦虑的首要步骤，但如果你所处的焦虑水平线很高，或者你的焦虑致使你的思考和行为方式令自己和周围的人感到担忧，那么你或许会发现，你需要更多支持，一定要跟你的医生详细交谈。然而，最重要的是，不要气馁：你所采取的每一小步，都会造就不同，你越是更好地了解你的敌人，你就越占据反击的更有利位置！

常见的误解

你对焦虑的程度无能为力——你的个性决定了你的焦虑程度。

　　人们普遍持有的这种信念中包含一丝真理。有些人——由于他们的个性或生活方式——更容易焦虑。但对焦虑有了更多了解之后，就可能控制它！

1
焦虑——朋友还是敌人？

当我们准备克服焦虑时,得马上回答一个重要的问题。为了了解焦虑是如何产生影响的,我们首先得看看引起焦虑的原因。我们很容易认为诸种情绪仅仅是令人讨厌的,但实际上,它们是人类大脑正常运转所必需的。焦虑也一样——我们就来想想它到底是怎么回事。

该你了！

　　每个人焦虑的经历都不一样,通过本书,你将看到像这类的部分,即要求你精确地想一想你对一些事物的感觉,这将有助于你将读到的理论运用于自身的情况。所以,无论在哪里,只要你看见一个"该你了"的框,就拿起本子并花些时间草草记下这些问题的答案。

　　想一想最近你所感到的焦虑,让我们以此作为开始。你能记起当时你在哪儿、感到怎么样、做过什么吗?现在,问你这个问题:当你确定自己感到焦虑的那一刻,是什么感觉?

　　为了帮你彻底地想清楚这个问题,记下一些你所记得的思考、感觉或行为。因此……

- 你当时在哪儿/在做什么?

- 你的感觉是什么?(包括你记得的情绪和任何身体的感觉。)

- 你是否记得一些大脑中一闪而过的想法?

焦虑的三个主要功能

每个人焦虑的经历都不同，但是如果我们让一群人完成同样的任务，就会出现一些共同的问题——在某些时候，经历我们都会感受到的我所谓的"焦虑"感觉。对情绪的调查研究发现了焦虑的三个主要功能——大脑的一些特定情况似乎也是如此。这些与我们经历的方式密切相关。让我们想想那些功能是什么——以及它们与焦虑所感觉到的方式如何关联。

1. 首先也是最重要的，焦虑是大脑抓住你注意力的方式

为什么人们通常很容易记起他们曾在何时焦虑过，这就是原因之一。你的感觉方式攫取了你的注意力，并令你意识到事情正在发生。焦虑触发了你身体上的生理改变，而你能很快留意到这些改变。焦虑的所有典型的"症状"——心里忐忑不安、出汗、感到窒息——就是你的大脑在利用你的身体努力引起你的注意。

常见的焦虑迹象和症状

- 心跳加速
- 更强烈意识到心跳和心悸
- 发抖或颤抖
- 快/短促的呼吸
- 感到恶心/忐忑不安
- 上厕所比平时更频繁
- 消化不良/胃痉挛
- 出汗/脸红
- 头痛
- 注意力不集中或坐立不安
- 辗转难眠
- 头晕眼花/昏厥
- 对周遭的声音/事物高度敏感
- 易怒
- 强迫性地(一遍又一遍)思考
- 无法清晰和有逻辑地思考

当你大脑的某个部分注意到某件或许是重要的事情时,焦虑就会霸占你的注意力,这是焦虑的主要职责。尤其是当对你而言重要的事情受到威胁时，焦虑通常就会被触发。大脑的某个部分持续追踪你身边和周围世界正在发生的事，它将这些信息与同样存储在你大脑中的目标和规则联系起来。

这些目标中有一些是基本的、我们每个人都有的——比如"活着"。其他一些目标更为复杂，与你自己生活的某些方面相关，或与你过去所吸取的经验有关。因此，目标可能是类似这样的事："我要写一份真正让老板印象深刻的报告"，或者重要的信息如"我上次滑冰摔倒了，膝盖严重受伤"。下次你的大脑标记出在你所处的环境里，有些事与你存储在大脑中的某个目标、规则或之前的经历有关，这就需要用某种方式来警醒你——而它使用的方式就是我们称之为焦虑的很多感觉的组合物。

　　当我们周围正发生的某件事以某种方式威胁着某个目标或规则，或使我们想起过去发生的会引起严重后果的经历时，就会触发焦虑。

那么，比如说，你本打算今晚下班后外出，然后，就在你准备离开时，想起来有份报告必须在明天早上9点前完成，你可以在下班前快速写出来，但又突然感觉到一阵焦虑，为什么呢？你的大脑正触发焦虑以警示你，你有一个目标，那就是写一份真正令人印象深刻的报告，而你当下的处境正威胁着这一目标的顺利达成。

我们来看另外一个例子。你是否曾给自己的车加错过油？对于大多数人而言，给汽车加油类似于"自动驾驶仪"一类的事情，根本不用思考。但我的一个朋友最近给一辆租来的车加错了油……然后，她突然惊恐地意识到自己正把无铅汽油加到柴油油箱！到底是什么让她加油加到一半时意识到错了呢？她描述了她是如何感觉到一阵强烈的焦虑——她运作的大脑有一种潜意识感觉到自己正在做的事情与既定目标（比如："我不想把这辆租来的车弄坏，从而丢了自己的驾照"）发生了冲突，然后就触发了焦虑。这引起了她的注意，当她将注意力集中于正在做的事情上时，就意识到了自己的错误，并能及时纠正它。

设想一下这种情形：凌晨 3 点，你正在熟睡，电话铃声突然响了，你是什么感觉？大多数人承认他们会感觉到一阵焦虑，可为什么呢？电话铃响起时，你通常不会感觉焦虑，但由于凌晨 3 点不是正常的通话时间，所以大多数人会认为可能发生了不好的事。这是一个极好的例子，突然发生最坏的情况是有可能的，这就会触发焦虑。

当我们周围正发生的某件事以某种方式威胁着一项目标、规则时，或者这件事让我们想起之前的经历，这种经历产生了严重的后果，这时就会触发焦虑。还有一件事总和焦虑同时出现，那就是我所称的"最糟糕的情境"（Worst Case Scenario，WCS）。这是你不愿意发生的事——你害怕和想要避免的事。这事可能是考试失败，被你的老板大吼大叫，必须做不情愿的事，被可怕的昆虫、动物或爬虫袭击——每一个由焦虑激发的场景都有其 WCS。当你的大脑探测到出现这种可能的 WCS 的机会正在上升，它便引发焦虑来警示你。

该你了!

什么是你的 WCS?

当你经历焦虑时,想想你在前面写下的例子。你能识别出你焦虑的是什么吗? 在那个事例中,什么是最糟糕的境况? 你也许会发现,这对思考可能发生的最坏情况有所帮助——然后把它写下来。

2. 焦虑的第二个作用是它让你准备行动(应对)

当你感到焦虑时,大脑会激活由神经、激素和其他化学物质组成的复杂网络,我们称之为交感神经系统,这一系统控制着你做何准备以应对某些事情——当它开启时,你便整装待发准备行动。交感神经系统控制着众所周知的"拼搏或逃跑"的反应,当它被激活,你体内就会产生一连串连锁反应,让身体准备行动——奋斗,或者在焦虑的情况下逃走! 一连串反应包括下面这些:

● 激素的释放(包括肾上腺素)会使心跳加快,供应心脏和主要肌群的血管会扩张。

- 心跳加快、给周身输送更多血液。

- 供应日常功能（比如消化）的血管会压缩，因而血液立即被转移到肌肉，以防需要立即行动，这时肌肉需要血液。

- 葡萄糖释放到血液中，呼吸频率加快，从而使产生能量的糖和氧在你的血液中更丰富，以便你能行动迅速。

　　焦虑同样会引发大脑的变化。这些变化也会让你准备对危险或风险的最轻微暗示做出回应。你可能注意到自己感觉到更警觉，更可能对细微的事做出反应——例如响声或移动。

该你了！

　　你怎么知道何时该"整装待发准备行动"？

　　想想令你焦虑的一个场景，还记得当时有更警觉的感觉吗？有什么你通常不会在意的响声或移动，而当时却令你做出了反应？你会感觉比平时更神经过敏或坐立不安吗？你"整装待发准备行动"的迹象有哪些？

3. 最后，焦虑影响着你的思维方式

你的大脑不只引起你身体和情绪状态的变化，与此同时，大脑发出的警报会驱使你大脑中做分析的那部分超速运转，其目的是让你有机会弄明白自己是否需要做出反应，如果是，该做出何种反应。

事实上，这似乎是当你焦虑时你做的第一件事，而不是最后一件！人们常说因为他们正在思考某件事——"噢不，我希望及时完成"或"我真希望她没听到我所说的"——焦虑首先就在这儿被触发。实际上，现实的情况是，你思想的变化是在对焦虑做出反应之后。在那些对生活有威胁的现实危险的时刻，你的大脑能绕过这个阶段，即便在你来不及思考就已触发了身体的反应。甚至在你意识到自己正在做什么之前，就已经从汽车即将撞向你的车道上跳开了，或者在马蜂嗡嗡飞向你之前便跑开了，只有做出反应之后，你才有时间思考。稍后我们看看能够由焦虑引发的思维模式——以及它们如何对焦虑问题产生影响。

提醒：焦虑的三个主要作用

● 焦虑会警告你某件重要的事可能正在发生/即将发生。

● 焦虑促使你做出反应。

● 焦虑引起你思考，因而你会分析发生了什么事。

常见的误解

有的人什么都不害怕。

如果不经历焦虑，人就没法保持正常；这是活着的一个重要的部分。无论在工作、人际关系或个人生活中，焦虑都能帮你实现目标、避免灾难。

2
当焦虑变糟时

现在我们理解了焦虑在大脑正常机能中扮演的重要角色，那么再来看看焦虑引发问题时到底是怎么一回事。焦虑其实是在保护我们免于受到伤害，但当我们做出一些无用的反应时，它也能并且通常确实造成对我们的伤害。我们已经了解了焦虑的三个主要功能，现在再来看看焦虑引发问题的三种最常见的方式。

常见的误解

焦虑是"坏"情绪,你希望再也不要感到焦虑。

这显然不可能——焦虑是维系我们大脑正常运转的一系列情绪中的一种,关键是要学会焦虑怎样、为何、何时会成问题——以及如何避免这些老是容易犯的错误。

1. 太频繁地或不合适地触发焦虑

我们已经知道,焦虑何时被触发,取决于我们的目标、信仰和计划。其中有一些是我们所有人共有的,比如我们生存的目标,或者保护我们在乎的事物的目标,但还有另外一整套由我们的成长经历构筑起来的关于世界的目标和信仰,它们是我们的个性特点,或者只是我们成之为谁的一部分。从童年和青年成长而来,关于世界如何运转,以及如何在这个世界中取得成功,我们都学会了一些基本的规则。这些经历形成了我们赖以生存的规则和信仰。

那么,对我们大多数人而言,这些规则正确而且有用,"如果我对人很过分,他们很可能就不喜欢我",诸如此类的经验致使我们形成这样的目标，"如果希望大家喜欢自己，我就要努力对他们好"。在成功的成人世界里，这类信仰和规则对我们是有帮助的。然而，设想一下，你的童年经历给你留下了一些阴影——例如，你的父母喜欢责骂，而且不可预测——这样的话，会发生什么呢？想象一个孩子竭尽全力不去犯错，这样就不会招致父母的呵斥，这样的孩子在成长过程中可能会树立"我决不能犯错"的规则，因为他们的经验就是，犯错会有很糟的后果。想象一下，从小努力过不犯任何错误的生活，这样的孩子长大以后会是怎样的。他们会发现，每次犯了错，甚或只是可能出现犯错的风险，他们的大脑就会触发焦虑。

有时候，我们过去的经历会导致自己设立简直不可能做到的规则或目标。所以，我们或许会迫使自己在每件事上都超乎寻常地努力，以便做得很好；或者同时承担很多不同的职责，而从不放弃其中任何一种；或者下决心永远不对我们在乎的人发脾气。所有这些情况的问题在于，我们设立的规则或目标对一个普通人来说是做不到的！我们只是普通人，却试图按超人的标准生活！当这种情况发生时,就会产生很多焦虑。

　　当你试图按照普通人不可能做到的规则或目标去生活时,问题就出现了！如果你按超人的标准生活,就等于给自己施加了很多焦虑。

共鸣情绪

　　还记得吗？我说过,当现在正在发生的事使你想起过去发生的重大事情时,就会触发焦虑。共鸣情绪恰恰会在如下情境中产生:当此刻正在发生的事映照出很久以前发生的事时。若原本的经历是创伤性的,大脑就会对一些预示着有可能再次引发类似事件的迹象产生高度敏感,这些迹象——哪怕是类似的声音、味道或者噪音,都会触发大脑的敏感。你的大脑会触发一种强烈的情绪,以回应正在发生的事,大脑的反应之强烈通常与正发生的事不相称。它是对过去发生的而不是正在发生的事情所做出的回应,这些"倒叙"很可怕,也很劳神费力。

这些情绪——常伴随着记忆的片段——会变得很有问题,并且与叫作"创伤后压力心理障碍症"(post-traumatic stress disorder)的东西紧密相连。

当目前正发生的事以某种方式影射过去发生的某事时,共鸣情绪就会产生,并且你的大脑就触发一种情绪以警告你。情绪的强度与过去发生的事相称,所以或许与现在正发生的事完全不成比例。

创伤后压力心理障碍症是人在经历或目击一个创伤性的事件之后所发展出的焦虑症。受害者会经历记忆的倒叙(由景物、声音或想法触发,使他们想起过去发生的事),经历焦虑引发的身体症状,并且经历艰难的情绪反应(在原事件之后持续数月,甚至数年)。

恐惧症

当然,最后,关于不良情绪,有一种更常见的例子。当一种强烈的恐惧附着到某件并不真的构成威胁的事情上时，恐惧症就会产生。虽然有些恐惧症是因创伤性的经历发展而来——因此也是一种共鸣情绪——而有些恐惧症则没有任何逻辑上的前因后果。许多人害怕蛇，尽管他们甚至从未见过蛇！另有一些人发现他们对一些完全无害的东西感到恐惧，比如按钮或鸟。事实上，恐惧症可由任何事情引起，而且常常没有逻辑。我们将在第四章中从细节上梳理这是如何发展的。

2. 焦虑的篝火

焦虑发展成问题的第二种方式是你大脑中的想法让焦虑加重。情绪的工作原理有点像点着火柴，火焰燃起，当需要时就会燃烧一会儿，然后熄灭。某件严重的事发生，触发焦虑，就像火被燃起。你的注意力被吸引，会分析正在发生的事，并采取一切需要的行动。然后焦虑消退，焦虑的消退和爆发焦虑一样迅速。然而，更多的时候，我们的经历给人的感觉并不像小火焰，焦虑能持续很长一段时间，甚至在没有明显触发因素的情况下也会烧起来。它能迅速增长，让人感觉完全失控。这里我们要应对的不是焦虑的小火星,而是熊熊大火。

还记得焦虑的功能之一是引发思考,以便你能分析正在发生的事吗? 当我们并非建设性地且有帮助地分析首先触发焦虑的情形,而是倾向于以某种方式思考时,实际就会使焦虑变得更糟。这些没有帮助的思维方式有点像四散于我们脑中的纸团,然后当焦虑的火柴被点燃时,它不是一下子燃尽,而是燃起熊熊大火。下面列举了一个或许会发生于现实生活中的例子,看看它是如何发生的。

大卫是一名邮递员,他热爱自己的工作,并且也觉得自己相当擅长送邮件。他送邮件时,从未出过差错,他工作努力,认真地分拣邮件,分别送到正确的地址。他负责的区域有两条路名相似的街道,如果在其中一条街上弄丢邮件,那他就会相当恼火。但这并没有影响到大卫,他深信绝大部分时候自己走的是正确的路线。

费尔也是一名邮递员。但是,与大卫不同,他不太喜欢这份工作,做这份工作只是因为之前在别处丢了他热爱的工作。做现在这份工作，他觉得十分勉为其难，而且常常希望回到原来的工作岗位，那是他认为自己更擅长的工作。由于他不专心，所以时常担心自己会犯错。他负责送信的区域也有两条路名相似的街道，有一次曾收到其中一条街道上某公司的投诉，说是有一封重要的信件没有收到。费尔觉得那是他的错，所以一直无法摆脱忧虑。他深信自己就是会犯这样的错误，即使不是他的失误，他也认为自己很快就会犯错。

你认为这两个邮递员中哪个更有可能与焦虑做斗争？我们不知道谁的工作干得更好，但可以清楚地预测谁会认为焦虑是个问题。这是因为费尔的想法——他关于自己的信念——意味着当焦虑被触发，他的担忧能使之燃成熊熊大火。在他脑中充满了不好的想法，哪怕事实上并没有任何需要焦虑的事情，他也会发现隐隐的焦虑之火。

如果我们诚实，那么大多数人就会承认自己有很容易燃起情绪之火的时候。当我们累了或者压力过大时，就会更容易有消极的思维模式,但有时,消极思维模式不仅仅是偶尔来滋扰。有人发现自己被消极思维包围了,这又点燃了焦虑之火,使得其没有喘息的机会。他们的大脑持续地从一个担忧到跳到另一个。有些消极的想法(我们会在第六章中看到一些常见的对你无益的想法)会点燃焦虑的火星,附着于火焰上的一切都进入到你的大脑。要把焦虑和某种清晰的原因联系起来可能真的很困难,有时这意味着生活中开始感觉到很大的压力和恐惧。焦虑的火焰也会迅速占据你的生活。

3. 恐慌循环

　　焦虑会成为问题的第三个常见方式是,我们经历焦虑的方式有一个主要特点——焦虑的程度恰恰由它所引发的身体敏感的强烈程度所决定。所有的情绪都会在某种程度上改变我们的感觉,但尤其是焦虑能导致敏感——最不舒服的、最坏的,并且能产生真的身体并发症的敏感,或是让人感觉相当惊恐的那种敏感。

　　焦虑的真正风险在于两种情况中的一种。有的人在刚遇到一点轻微的焦虑时就很害怕焦虑引起的身体上的后果,并预感有更多感觉将接踵而至,而这本身也会引发更多恐惧。当然,这样会使症状加重,从而使得恐惧也加重。你会发现它是如何迅速变成一个恶性循环的(见图2.1)。一位遭受焦虑性头痛困扰的患者这样描述:"麻烦的是,我知道头痛跟我在想的事情息息相关,如果我不转移注意力,那么就会发现自己一直在担心会不会得头痛症。这种担忧又把我带回之前的问题,使我更担忧,也令头痛加重。有时我认为摆脱头痛的唯一办法或许是清除一部分我一直念念不忘的记忆。"

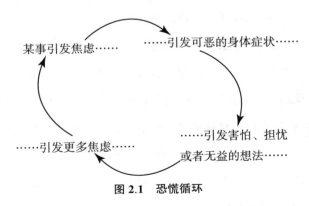

某事引发焦虑……　　　……引发可恶的身体症状……

……引发更多焦虑……　　　……引发害怕、担忧或者无益的想法……

图2.1　恐慌循环

恐慌袭击

有时,这种症状的循环加重焦虑,焦虑又使得身体的敏感更重,这样积累再积累,意味着这些症状会变得真正令人惊恐。这就导致了我们所称的"恐慌袭击"。

"恐慌袭击"是一种来得很突然的强烈恐惧或焦虑袭击。身体的症状通常占主导,而承受者常常担心他们是心脏病发作了。

当恐慌袭击时,由焦虑引起的荷尔蒙改变会使心跳越来越快,人也会变得越来越紧张,呼吸速度跟着改变,变得更短促、更浅。这意味着人体血液中的氧气和二氧化碳的含量有轻微的变化,从而引发非同寻常的身体敏感,例如手指的麻刺感和感觉头晕。肌肉紧张会导致疼痛(包括胸痛),并且,由于消化系统停止工作,有些人会感觉恶心、胃痉挛或者腹泻。如果所有这些并没那么糟糕,人们通常会担心他们的症状是由更严重的事情引起的——或者会触发更严重的后果，比如心脏病发作。"恐慌袭击"看起来很有戏剧性，很常见的是，人们发现自己作为旁观者进了医院，或者因担心家人而紧急求助，最后却是自己进了医院。

引人注意的事实

向纸袋里吹气的确能帮我们从恐慌袭击中平静下来。这是因为，重新呼吸你刚刚呼出的气，能防止流失过多的二氧化碳，减轻因二氧化碳量少而造成的奇怪症状。通常，这会有助于人们逐渐平静下来，因为他们意识到事情并没有自己想象的那样糟糕。不过，任何放松练习或仅仅有一个更冷静些的想法、慢慢地深呼吸，这些都有用，而且可能比慌慌张张地找一个纸袋更容易。

对身体来说，恐慌一般是无害的，但恐慌时你还是该去看医生，哪怕你之前从未经历过恐慌，看医生只是让心灵得到休息，并且确保没有什么其他更糟的状况。恐慌真正的危害在于它对你生活的影响。如果你经历过一次恐慌，很难说下一次身处相似的情景，或者感到焦虑的小火星时,你不会担忧同样的事情再次发生。当然,恐惧本身也会触发恐慌……然后你又处在这样一个循环中了。如果你陷入恐慌循环,那么,打破这个模式很重要——理想的情况是在它变得强大之前。但要记住,无论这些症状令人感到多么恐惧,你都能控制它们——它们不像感觉到的那么糟。

该你了!

焦虑的风险不在于它对你做了什么,而在于你对它做了什么,或不做什么。那么,你的焦虑如何影响你?你有没有因为焦虑而没有做某事?焦虑有没有让你错失良机或阻止你做真正想做的事?

下面几个问题有助于你多思考焦虑对你的影响:

- 如果你有一个魔杖,它能改变世界上任何因焦虑而正在影响你的事,你想改变什么?

- 如果问一下你的朋友和家人,他们会如何评价焦虑对你的影响?

3
当我们的行为让事情更糟时
第一部分：忽略或逃避焦虑

到目前为止，我们已了解焦虑在适当运作时是如何起作用的，以及焦虑在何种情况下会成为一个问题，但我们更需要知道两件重要的事，它们能让焦虑膨胀，直至无法控制。它们与我们对焦虑的反应有关——我们做一些自认为有用的事，而实际上只会让情况变得更糟。

观察你做的事情！你应对焦虑的方式可能是使焦虑问题变得更严重的帮凶……

焦虑是一种令人嫌恶的情绪——也就是说，令人不愉快，而且很善于夺走我们的注意力。当你在体会焦虑是何感觉时，无论你在第一章里写下怎样的感觉，它们都是不那么让人想要经历的情绪。焦虑就是一种身体的情绪，而且我们越是强迫自己尽可能地避免它，它就越会导致我们做出反应，而这些反应一点帮助也没有。

试图回避焦虑

也许我们最常做的就是忽视焦虑，无视它的存在或者压制它，寄希望于它自己会离开。在我们遇到不太了解的感觉或者不确定该怎么办的时候，我们常这么干。有时候这能奏效：我们的注意力从一些感觉上移开，这有助于改善心情，改变想法。可焦虑的麻烦在于，它的主要任务就是让我们将注意力集中于某事。试想，焦虑就像一个小孩子，需要你去倾听他。如果我们对一个小孩置之不理，并指望他走开，你猜会发生什么呢？真的会走开吗？不会，反而更吵闹，更夸张，更恼人，直到我们去关注他所爆发的种种情绪。焦虑跟这很像。压制焦虑并不会使之消失——而是使其在表面之下缓慢地燃烧。焦虑就像一场没有被完全扑灭的大火，可以毫无预警地重新燃起。这常出现在我们脆弱的时候——当我们疲劳、孤独或压力大的时候。缓缓燃烧着的焦虑很难对付，因为它离最初引起焦虑的原因已经很久远了，感觉不可控制，也不可避免。结果可能导致持续的轻度焦虑感——可称之为"自由漂浮的"焦虑——这令人相当不悦。

常见的误解

焦虑只是我们虚弱的标志，你就应该忽略它，与它相伴相随。

错误！焦虑是有原因的，忽略它也不会让它就此消失。如果你经历焦虑，就该想想到底是什么触发了它，为何它成为如此巨大的问题。

逃避或跑开

我们自己的行为让焦虑变得更糟的第二种方式，就是我们在逃避令自己害怕的一件事或一些事。这对于理解焦虑是如何膨胀的十分重要！

看看下面这个例子，一个小孩有过一次糟糕的经历，邻居家的狗突然朝他跳起来，并对他狂吠。对任何人来说，这都是相当吓人的事情，尤其当这只狗的大小和自己差不多时，就更吓人了。当小孩下次再见到邻居家那只狗时，你认为他会有什么反应？也许会跑开，或者会哭，或者躲着狗。他们很可能会绕开行走，而不是冒险从狗旁边的人行道走过。

在上一章，我们了解了焦虑逐渐增强直到难以控制的三种方式：反复地激起焦虑；想法和担忧能使小火花演变成一场大火；如果焦虑打败了你，你会害怕真的发生什么身体变化，也害怕所有这些（可能会来得很快的）情绪所带来的身体后果。我们的大脑很擅长储存和回想感到焦虑的片段——通常与最后实际发生的事情没有任何关联。事实上，焦虑能建立起物理连接，使我们的大脑里储存细节经历的部分(当时我们在哪儿,正在做什么,感觉怎样)和大脑里储存最后发生之事的部分联系起来。

> 焦虑是一种令人嫌恶的情绪——也就是说,令人不愉快,而且很善于夺走我们的注意力。

对你所经历过的某些事感到恐惧

那么,在现实中,焦虑是如何起作用,又是如何影响我们的反应的? 试想一下,你很倒霉,经历了一场糟糕的考试,当焦虑变得如此强烈,以至于发生了一些事情——你逃离,或者呕吐,或者你就是把考试搞砸了。当你下次再考试的时候,大脑会立即将这次考试的场景与上次发生的事联系起来。几乎当你踏入那个场景的那一刻,你的记忆便会立即亮起红灯,闪烁并发出报警声。你脑海中的全部回想都在告诉你:离开那儿,要阻止这样的事再次发生。

这样就很容易理解,为什么我们大多数人对一些害怕的事情的第一反应是下次要避免它。很多小孩玩过奇妙的气球，然后跳起来把气球踩爆。如果你是一个才18个月大的孩子，那么巨大的响声和一件心爱的玩具突然消失，对你来说便无疑是一个创伤！一点也不稀奇，下次别人给他们气球的时候，孩子的反应会是害怕，更有甚者，会试图躲开——把头埋进父母怀里——或是把气球推开或扔掉（又或者是制造很大的噪声来表达他们的不适）。如果我们曾经历过一些让自己感到害怕的事，相信大多数人都会试图避免使其再次发生。要么是不好的事情确实发生了，要么是真的令人感觉很糟，当上次的遭遇特别具有伤害性时，人们就会尤其回避。

对你还没有亲身经历过的事感到恐惧

　　有时候，你的直觉告诉你要避免一些你甚至都没有亲身经历过的事。在"9.11事件"后的数天、数周、数月甚至数年里，我们中有多少人不得不搭乘飞机，却又同时要与突然而至的焦虑作斗争？我曾与某个人交谈，他描述了一种普遍存在的感受:"那是我很多年里每周都要做的事情——经常坐飞机出差,从来没想过什么,但'9.11事件'之后,我发现自己真的变焦虑了。我常常在出发的前一天晚上睡不好觉,在整个登机过程中都觉得不安。我很戒备地仔细观察同机的乘客,哪怕在飞行途中,我也无法放松。好像身体的每个细胞都在告诉我,最糟糕的事情可能要发生。"

很多常见的恐惧与如下情形有关:确实发生了偶然、可怕的事故或悲剧。媒体对此通常大肆报道,在人们脑海里留下深刻印象。飞行令很多人感到紧张,即使它是最安全的旅行方式之一——据统计,开车要危险得多,但我们每天开车却一点也不担心!大脑把你周围的环境和坏的结果关联起来——哪怕这个结果并未在你身上发生——因此,假如你处于那种情况下,哪怕只是想一想,你的大脑都会自动在储存最糟糕事情的信息区域"亮起红灯",结果就导致焦虑。这也使你降低对乘飞机(或者无论什么致使你焦虑的事)的渴望——然后你开始回避那些似乎会引起你焦虑的事情。

为什么回避解决不了问题

回避让我们感到害怕之事的问题在于，我们以为回避能控制自己的恐惧。通过回避让人害怕的东西，我们就不会感到害怕，因而焦虑得以控制。这是本能的反应，在某些情况下，它是个好主意——比如说，避开发怒的狮子。可如果你仅仅是有了一次不愉快的经历呢？如果那只是倒霉或难得碰到的一次性事件呢？由于胃病发作而在考试中呕吐的女孩也是如此，因为错误的地点和错误的时间而发生可怕车祸的人同样如此，其实空难真的很少发生。我们一旦开始避开令我们害怕的事，就会落入一个陷阱，我们相信：我们可以控制坏事再次发生的几率，因为我们在避免自己认为危险的场景。问题在于，这种信念得出的结论自然是：如果我们不避开（无论它是什么），坏事就一定会再次发生。唯一阻止它发生的办法就是避开。

把焦虑想象成一个烟雾报警器，焦虑被触发是在提

醒你需要检查一下，这或许很重要。你的大脑向你发出
警告，周围正在发生的某事可能会威胁某个目标，但不是
一定威胁到了。焦虑扮演的角色之一就是触动你的分析
能力，让你识别是否真的存在问题，以及是否要采取行
动。焦虑不是厄运到来的征兆，而是提醒我们该注意些
什么了——就像烟雾报警器。想想，你的烟雾报警器曾
响起多少次？有几次真的起火了？像对待烟雾报警一
样，大部分时候，我们要做的只是去检查一下，确保一切
正常，然后继续前行。

　　焦虑就像一个烟雾报警器，它提醒我们某种严重
的事情可能会发生，那么我们可以检查一下，但它不一
定就意味着一定起火了。

4

当我们的行为让事情更糟时
第二部分：症状如何发展

现在，我们已经明白了逃避让我们感到焦虑的事是如何令我们更加焦虑的，那么让我们再来看看严重的焦虑是如何演变和发展的。当我们开始逃避某事，我们对焦虑的反应就好像意味着确实有问题存在。就像我们以为每次烟雾警报响起都有火灾发生一样，即使我们知道火灾很少发生，但每次烟雾警报响起，我们仍会以为发生火灾了。

焦虑强化了我们大脑中这两者之间的联系：我们逃避的和我们担心会发生的。因此，小孩之前有关于狗的

恐怖记忆,那么后来当她看见狗时,就会感到焦虑,因为
她的大脑会把看见狗与曾有过的不好经历——最糟的情
况是狗跳起来窜到她背后狂吠——联系起来。但是,她
越逃避狗,就越会经历狗朝她跳起来的情况,由此,她也
就越是坚信狗总会跳起来,她唯一可控的情形就是逃避。
也就是说,下次当她经过一个转角,突然遇到一只狗,她
的恐惧就会更强烈——她必须避开狗,因为如果不这么
做,她害怕的事情肯定会发生!

　　我在这里描述的是有关焦虑症状的经典的演变发展
图(见图4.1)。这些症状是对特定事物极度焦虑下的反

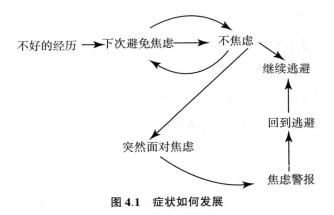

图 4.1　症状如何发展

应,它们就是这样演变发展的。它们可能是因为某种创伤性的经历,也可能不是。然而,就是这个试图逃避的决定反而会加剧焦虑,也恰好从这个时候开始,焦虑将持续增强。

焦虑扩散

假设有一天你不幸被困在电梯里,不出所料,以后几次你进电梯时会感到十分焦虑。那么,为了避免那种恐惧,你就不乘电梯。毕竟,通常都有楼梯,你甚至会认为,爬楼梯取代乘电梯也不错,还有益健康。久而久之,当你一直不乘电梯,你对它的害怕也就不断增强。你每次走进电梯,都觉得一定会被困住。恐慌充斥着你的大脑,使你心跳加快,在电梯从停止到电梯门最终打开之间的无数瞬间,在电梯运行的整个过程中,你都在出汗。最终你会发现,即使在电梯里只呆一会儿,你都无法忍受,所以你常常惊慌失措地跑出来。用不了多久,你就会变得完全不能进电梯。你的生活被规划得有意避免电梯:车停在有楼梯的停车场、不待在大酒店、走到任何地方都要知道紧急楼梯在哪儿。

焦虑不仅会增长，一旦你开始逃避什么时，焦虑还会扩散。上面的例子其实来源于我自己的生活——那是小时候有一次被困电梯之后，发生在我身上的事。直到 18 岁上了医学院，我还是完全不能走进电梯。这很糟糕——尤其在一个繁忙的、六层楼高的医院工作(我很适合这份工作!)。而实际上，关于我的恐惧症，最糟糕的是，我发现它开始扩散。我开始害怕其他情况了，这些情况提醒我，就像是我要走进最讨厌的电梯了:无法逃脱，感觉就像掉进陷阱了。我还开始害怕乘飞机(我讨厌舱门关闭)、害怕走进地下室(向窗外看只能看到一片漆黑)，甚至在电影院里坐在一排的中间位置都变得困难(如果要出去,该怎么走出去呢?)。如果再不对焦虑做点什么，那么它就会逐渐控制我的生活。

焦虑就像一场森林大火:它不是静止的。一旦你开始逃避它,它便开始增长并扩散。当你拼命想要赶走焦虑,最简单的办法就是带着你害怕的事物的清单躲到一个角落,有人就这样最后被焦虑击倒,被困在家中。

　　你小时候有没有在楼梯间玩过游戏,在那里,有人在楼梯上追逐你？即使你知道这只是一个游戏,在他们追逐你的时候,你还是会感到害怕！当你逃离什么的时候,你所回避的任何事物都可以变得可怕。对付焦虑的办法就是转过身,面对它,比起被焦虑追赶到一个角落,当你正视它时,焦虑反而减轻了。

　　对我来说,幸运的是,那时我明白了自己的焦虑是如何发展的。我能够练习并试图克服自己的症状,慢慢地、一步步地,最终,我战胜了它。我们会在第五章谈到如何做到这一点。但是,理解这一点非常重要:逃避你所害怕的事情会让情况更糟。让焦虑把你逼到一个墙角,这很容易。一旦你被控制,接着,焦虑便完全掌控了你。

该你了！

是什么触发了你的焦虑？

想想触发你焦虑的主要因素，可能是在家、学校/院系中的特定场景，也可能是工作、客体、场合或者人，把它们记录在清单上。

你能回想最近每种情况下的一个例子吗？——有次遭遇某件触发你焦虑的事。针对每个例子写一小段总结。

在每种情况下，想想你做了些什么来应对焦虑。你是否做过任何试图避免触发焦虑的事情？

回避事物对你的焦虑有何影响？读完本章后，你改变了自己对焦虑的想法吗？

5

焦虑线

焦虑如何发生作用,以及它如何渐渐控制你的生活,我们对此已经有了基本的了解,下面,让我们来看看要如何夺回控制权吧。

在开始讨论之前,首先要申明的是,这很难。以这种方式开始可能听起来让人沮丧,但现实一点很重要。也许一开始对挑战焦虑抱这样的期望本身就令你很焦虑。在你的生命中,你可能花了很多年去避免或逃避焦虑,而现在,我们却要把它扭转过来——所以如果你觉得很难,或者一开始没掌握要领，也不用太担心。你也会发现自己需要帮助，别害怕与朋友或身边亲密的人谈论这些章节里的内容。好在焦虑有点像一只身体很小但叫声很大的小狗——也就是听起来很厉害，而实际上不是！大多数焦虑实际上就是让我们感到害怕，于是，我们不敢挑战它，就像当你穿过一扇门，发现叫声如此恐怖的狗只不过两英寸高。一旦你意识到自己能比想象中更好地控制它，焦虑通常就开始很快地减退了。一旦你开始这么做了，它可能就没有想象中那么难。

现在，我们先澄清一个误解，试想：无论在这些练习中你做得多好，焦虑不会从你的生活中完全消失。可如果你这么做了，焦虑对你的威力便会不同，因为你有能力回到正轨。把焦虑控制好的关键在于，学会不要惧怕它，学着实事求是地看待它：它是一个警示，提醒你要注意一些事了。记住：烟雾报警器铃声大作并不意味着大火已经燃起，只是有一些迹象或许预示会起火。绝大部分时候，你需要做的只是查清楚原因，然后把报警器关掉。

对你而言,焦虑是一种什么样的感觉?

要更好地应对焦虑,首先要对焦虑是什么,以及焦虑给人一种什么样的感觉有一定的认识。通常,受焦虑困扰的人习惯性地压抑和试图忽略它,因为他们不知道该怎么办,他们在焦虑已经开始增强的时候才意识到。

要提高你对焦虑的觉察技巧,最好的办法就是详细写下你在不同焦虑程度时的感受。你能捕捉到哪些迹象和症状,然后判断自己是否有轻度焦虑?当你变得越来越焦虑时,这些迹象和症状有什么变化?把你的焦虑程度看成一条从 0 到 10 的线,0 就是非常冷静,没有任何焦虑,而 10 是非常焦虑,感觉头要炸了。你能想象沿着这条线上不同的等级你所经历过的不同焦虑程度吗?

该你了!

勾画你的"焦虑线"

这种练习会帮你更好地觉察到自己的焦虑线,也能让你更清晰地感觉到不同程度的焦虑有何感受。拿一张纸，在上面画条线，像下面这样，在一头标记 0，在另一头标记 10。你得确保找一张比下面大点的纸，方便有时你想在上面写点什么。

0 ——————————————————————————— 10

现在，想想你最近一次感到焦虑是什么时候，想想当时发生了什么，你可能想记下一些细节。

你觉得那次的经历处在焦虑线上的什么位置？能给出一个数字等级吗？或者在你画的线上做个记号。

现在，想想你当时是什么感觉，身体有什么感觉，头脑里有没有闪过什么想法？把这些记在你认为与你的经历相符的焦虑线的记号旁边。

———————————————————————————————

下面这个例子就是某个人的焦虑线，取自我们可称之为简的这个人。简当时正处于高度焦虑的状态，而且她声称不知道焦虑来自哪里。她被焦虑缠绕，由于压力重重，长时间无法工作。

我最近一次焦虑的感受："有一次参加一个工作会

议,因为交通拥堵而迟到。当时觉得错过了会议,不知道会发生什么,非常焦虑。"

打分/在焦虑线上的位置:"相当高,我会说8。"

当时的感受:"我觉得自己要爆炸了,无法停止头脑转动,听着广播,试图平静下来,可完全无法集中注意力。我试图做点什么,不去想堵车的事,可什么也做不了,我想的全是堵车,甚至想过要是没这份工作就好了,还想过逃走再也不回来。我觉得恶心,很焦躁,拍打着方向盘,坐立不安。我的脚离开离合踏板,把车停了下来。在压力之下,我头痛得厉害,就像额头上缠了一条很紧的绷带,呼吸和心跳也加快了。好在拥堵及时结束,否则我真的要恐慌发作了。"

8-非常焦虑,

无法集中注意力。

思绪杂乱,

不受控制,

想要逃离。

0 ————————————————————— X —— 10

　　　　　　　　　　　　　　　　觉得恶心,烦躁,

　　　　　　　　　　　　　　　　心跳加快,

　　　　　　　　　　　　　　　　紧张,

　　　　　　　　　　　　　　　　头痛发作。

　　对照你自己的焦虑线,觉得如何? 记住,每个人都不一样,关键在于弄清你感觉到的焦虑是怎样的。一旦你知道某一水平的焦虑给人的感觉如何,那么就要努力找出尽可能多的描述去填上。所以,对大部分人而言,他们想起来的第一个例子就是焦虑程度相当高的——可能在数值 5 以上。你能想起稍微不那么强烈的焦虑的例子吗? 简想起了她在工作时的感受,又在焦虑线上增加了另外的标记。

　　我喜欢自己的工作,可我的老板脾气不好,又没有耐心,这让我很有压力。我总是担心自己出错,或者他不喜欢我做的事情,所以我工作时常常觉得有些焦虑。如果没有更糟的情况出现,我感觉焦虑程度差不多在焦虑线的 3 上，不像其他例子中的 8 那么强烈，但仍觉得有些恶心，胃里在翻腾。我常常胃痉挛，应该就是焦虑作怪。我基本上能集中注意力，不过很勉强，很容易被什么吓一跳。我并没做到全然关注，例如，有人说了一个笑话，我没有第一时间反应过来，没觉得有那么好笑。一天结束，我会觉得很紧张，并常常头痛。明智地想一想，我会想"但愿我做对了"，或者"但愿他不会对我发火"。一旦他的门打开，无论他是出去开会，还是做别的什么，我都会马上感到恐慌。

3-感到紧张，轻度恶心，
胃不舒服，
常常胃痉挛，
易受惊吓，

8-非常焦虑，
无法集中注意力。
思绪杂乱，
不受控制，
想要逃离。

0 ————— X ————————— X ————— 10

不太容易微笑，
或不容易觉得有趣，
常担忧。

觉得恶心，烦躁，
心跳加快，
紧张，头痛发作。

描绘更轻度的焦虑

焦虑线的前半段最难填充,因为大家通常很善于抑制或忽略他们的焦虑,只有当焦虑程度达到 5 以上,他们才会注意。如果你就是这样的,当很难做任何能帮助你的事情时,你会觉得,好像焦虑直接把你抛进了深渊。人们常会做一些放松练习或有助于他们平静下来的技巧练习,结果发现简直无效。但是,当你在 8 级或 9 级焦虑的时候才第一次尝试这些放松练习,这就有点像初次学跳水就从最高的跳板往下跳——你一定会胸腹部先着水。相反,你需要在焦虑线级别低的时候练习放松,然后再慢慢移向高级别。

一开始,你会感觉自己好像没经历那些早期阶段,但是当你的练习越来越能够意识到背后的焦虑水平时,你就会开始注意自己的焦虑是如何逐渐加剧的。所以,通过回想轻度焦虑的那些时刻,简渐渐地对当时的感受有了认知,这意味着下次再有同样的感受时,她能更容易地觉察到焦虑——并且在焦虑加剧到无法承受之前,她能试着做点什么。

该你了!

你能记起自己所意识到的最低程度的焦虑吗?你能想起 1 级或 2 级焦虑的例子吗?当时的感受是怎样的?如果你记得任何例子,就把它记在你的图表上。如果不记得了,那么接下来几周再仔细想想——你会发现自己能察觉到一些之前没注意的东西!

常见的误解

焦虑就像一个开关——要么焦虑,要么不焦虑

焦虑有不同等级,学会识别轻度焦虑有助于你在情况恶化之前就采取行动,这是克服焦虑的关键一步。

情绪劫持

要学会识别轻度焦虑的另一个原因也很重要。当我们真的焦虑时，一种叫作"情绪劫持"（Daniel Goldman 的《情绪智力》[*Emotional Intelligence*]一书首次使用了这个术语）的东西就出现了。这一术语用于描述我们的大脑触发更激烈的情绪，比如焦虑和愤怒。因为这类强烈的情绪可能预示着紧急危险，我们的大脑可以绕过脑皮层的思维部分，直接做出反应。这就意味着，当你处于极度焦虑的情况下时，就会发现更难控制自己的反应。在这个节骨眼上，做出任何积极的反应都极其困难。就像处于没有退路的节骨眼上——我称之为"恐慌地带"。每个人都不一样，但恐慌地带通常是在焦虑大约处于 8 级或 9 级时才出现。在我们的案例中，简就处在恐慌的边缘，在焦虑加重前发现它很重要，这样你就可以在到达恐慌地带之前采取对策。

> 情绪劫持发生在紧急情况下，或当触发了很严重的焦虑时，此时你的大脑就会不假思索地做出反应。还没等你想清楚这是否真的是你想做的，你就已经跑开了。

把它想成一条河，焦虑通常在开始时只是小溪——围绕着你，触发你轻微的焦虑。然后随着溪流增加，聚到一起汇成一条河，当更多溪流汇入，河面就越来越宽，水流越来越急，河水也越深。穿过其中一条小溪，你可能不太费力，可是当你试图穿过那条河，就可能要冒着被卷走的危险。有的时候，焦虑一直积蓄力量，直至造成恐慌。这类似于河水流经瀑布。当你想要趟过瀑布，那根本无力回天——水流太急了。所以你得在这到达这一阶段之前就调转方向。

该你了！

你的焦虑地带在哪？

看着你的焦虑线，在上面有没有一个点，从这里开始，你的行为和想法变得不那么理性了？有没有一个点，越过它之后，你就无法做出积极的行动，或无法正常思考？

在接下来的几周，继续填充你的焦虑线，思考这一章

里提出的这些问题,你有没有一个没有退路的节骨眼,或者说恐慌地带,它在焦虑线上的什么地方?通常什么程度的焦虑才开始被你注意到?有没有经历根本没有觉察到的轻度焦虑的时候?或者你不认为那是焦虑?你有没有压抑焦虑并且往往在它很激烈的时候才意识到它的存在?你开始练习去觉察轻度焦虑吗?每天多问自己几次如下问题也是值得的:我现在处在这条线的什么位置?感受是怎样的?练习认识你的焦虑程度,当你意识到更多细节时,将其加到焦虑线上。

6

放松速成课

　　现在,你应该对焦虑有了更清晰的认识,或许也对那些感到焦虑的时刻有了更好的觉察。但是,在那些时刻,你能做点什么来减轻焦虑呢? 如果你知道自己开始慢慢被焦虑的河水卷走——你的焦虑程度正在上升,变得危险,接近恐慌区域——你会做点什么呢? 或者当你正在经历轻度焦虑却无法摆脱时,要如何才能挣脱出来呢?

　　这一章关系到焦虑的解药——放松。如果你想象一下,焦虑的火星或火花让你沿着焦虑线攀升到 10,那么放松就能把你拉回到 0。放松是你焦虑的灭火器。

当然,这并不是那么简单。在平常的一天里,我们压力和焦虑的程度会因所做的事而自然地上下起伏。如果你一天中足够平衡,那就应该大体上保持同一水平——就是处于焦虑线末端接近 0 的位置。但如果你正和焦虑抗争,那就意味着不平衡——太多的事情推着你沿着焦虑线上升,或者有一个触发焦虑的情形突然将你推向焦虑线的顶端。这个时候,管理焦虑的一个关键就是学习你能做些什么把事情扳回正常轨道。

放松是你焦虑的灭火器。

放松到底是什么?

放松远远不只是控制那些引起焦虑的想法、忧虑,它也关乎放松身体、降低荷尔蒙和其他化学品的水平——这些化学品让你淹没在焦虑之中,或者让你做出有压力的反应。大多数人认为,别人的放松是天生的。没有几个人觉得自己能轻易做到放松,但人们认为其他人容易做到。当然了,事实上,每个人都很难做到放松,它通常是我们需要学习的。

有关放松,我们要记住两个关键点。第一,将放松融入你的日常生活很重要,尤其在你生活压力很大,对自己很苛刻的情况下。压力与焦虑一样,刺激相同的精神系统,如果你压力很大,你就很容易焦虑,定期有计划的放松活动有利于降低压力水平。

> 将放松融入你的日常生活很重要,尤其在你生活压力很大,对自己很苛刻的情况下。

第二个关键点是,当你正遭受煎熬时,需要找到一种方式立即放松并镇静下来。此时,当你感觉焦虑水平沿着那条焦虑线上升,在到达恐慌区之前,你得熟练地做点自己能做的事,以此平复焦虑。你得清楚这很有效,并且坚信这样做能帮你镇定下来。

常见的误解

放松只是另一个偷懒的借口！什么都不做就没有建设性。

这不是真的,让自己一直运转而没有任何放松的时间,就如同一直开车而不给它加油一样。放松是必要的——你越忙,它就越重要。

要学习在"当下"如何放松,进行放松练习只是其中的一种方式。放松练习的主要价值在于,既放松大脑,又放松身体。放松练习能够选择性和有意地克服焦虑对你身体引起的一些变化,它们能抵消那些建立和引起恐慌袭击的东西,它们使你的身体和大脑脱离红色预警。这些放松练习很受欢迎,因为它们教你如何在焦虑和压力水平很高的情况下放松下来——而这些情况下的放松往往最困难。然而,出于同样的原因,大多数人实际上很难掌握其中的窍门,也很难进行大量的练习。

放松练习

周围有很多放松练习和资源。有一个很简单的放松练习(参见下文),但无论你选择什么样的练习,其黄金法则是,当你冷静下来时,就要开始实践它。这听起来古怪,但你得在事态严重前,先掌握如何进行放松练习,因为真的进行的时候会很难。就像学开车:先从僻静的路开始学,只有当你更自信并知道自己在做什么的时候,才能在繁忙的道路上开。

所以,当你在安全(通常是在家里)和舒适的地方,不会被打扰的时候,就要开始练习放松。在你焦虑水平较低、压力不是太大的时候(所以就不是还有 10 分钟就得冲去接孩子放学的时候),去做放松练习。记住,熟能生巧。当你掌握了放松练习的窍门,接着就是坚持下去!每次练习都会增强你放松的技巧,这意味着,在你真正焦虑的时刻,你想使用放松技巧,就会容易得多。

当你处于轻度焦虑时(3 级以下),如果能轻而易举地挺过去,那么你就可以在稍高一点的焦虑程度下(不要太高——例如 3 级和 5 级之间)试着进行放松练习。当你处于安全而舒适的区域,仍然可以试着找个时间——可能是有压力的一天结束时,或者在出门办一件你明知会让自己焦虑的事之前，在这个时候练习，看看情况会怎样。从那个焦虑程度上镇定下来很可能需要更多的练习，所以别灰心。

一旦你在家可以利用放松练习冷静下来（就是说，确实把你从焦虑线上拉下来），那就在外面别的地方也试试。根据你所选择的练习的不同，可能需要自身去适应。努力去发现自己放松练习的关键点：它如何使你呼吸平稳、使你的思维发生了什么变化，以及如何使你重新掌控身体的感觉。你可能花很多时间在工作上，试着利用那些技巧来帮助你降低工作中的焦虑。当你掌握得越来越好，就可以在外出走动时练习让自己冷静下来了。

为了有助于控制焦虑，掌握任何放松练习的关键在于，意识到你能处于掌控之中。一旦引发了焦虑，你不一定就被推入我们在第二章学到的恐慌怪圈里。祝你好运，还要持续保持练习。记住，要一直追求更放松。

这里有一项快速放松练习，它不复杂，也不是特别难学，但如果你身处恐慌的边缘，这种放松练习确实有助于防止你的焦虑加剧，也给你机会使自己恢复平衡。

要做这种放松练习，你需要找能让自己平静下来的一首歌或一段乐曲。它也许包含特殊的舒缓语句，或是让你想起一个安全之地或某个特别的人，你可能要听很多次，所以得是你喜欢的音乐！可能不止一段，但一开始听得最多的是其中两到三段。打开音乐，如果可以，设置重复播放数次。找个舒适的地方，你可以坐下或躺下——在这里，你感到安全而又不会受打扰。一开始最好是在自己轻度焦虑的时候就练习放松，选择一天中你觉得最合适的时间。

在播放音乐的时候，可以轻轻地哼，如果你愿意，也可以唱出声。这很重要，它迫使你调节呼吸。每次坚持到乐章或歌词的结尾——这会鼓励你做深呼吸。随着节奏循环，重复练习数次。

尽可能多地练习这种放松——最好每天数次。每次到一个安静的地方，尽量避免被打扰。脑海中的想法是，你开始将这首歌曲与平静、安全联系在一起，练习得越多，这种联想就越强烈。

一旦你掌握了这种放松练习，就可以用它来帮你冷静下来,从而减轻焦虑。一开始,在你感觉焦虑处于上升但程度还不太高的时候用它——也许上升到焦虑线上 5 级左右。在这个水平上,你会感受到一些焦虑的症状,但也基本能够掌控。找一个能使你平静 5 分钟的地方,听听音乐(你可以将乐曲放在 MP3 里随身携带),然后练习数次,确保你在哼唱。如果你担心串音,那也可以在大脑里哼唱,但要确保呼吸跟着哼唱的节奏。

你练习得越多,就越有效。甚至有些人不需要随身携带音乐,他们仅是哼唱就能使自己冷静下来并恢复平衡。这种练习的美妙之处在于,它快速、简单、非常便捷。当你在户外时,可以边散步边播放这些音乐;甚至在需要几分钟让自己镇定的时候,在洗手间快速地听一遍。

7

清除导火索

在第二章，我们知道了某些思维方式能使焦虑变得更糟糕，并使焦虑的小火星燃成熊熊大火。本章主要介绍如何开始清除那些有害的思维方式。

要更好地认识经过你大脑的那些想法，以及它们如何构成或如何影响你的焦虑和其他情绪，写日记来记录心路历程是最好的办法。如果一开始你没能记录下太多，也别担心——因为这需要练习，你会做得越来越好。

该你了！

写日记

　　在开始识别那些点燃你焦虑之火的想法前，需要监控那些你与焦虑斗争时的所有想法。要这么做，就得写日记。每当你焦虑的时候，就把它写下来。这样一来，每次你的焦虑开始上升至你在第五章所画过的焦虑线时，都可以将其写进日记里。

　　每次写日记时，均需记录如下事件：

- 你在哪？发生了什么事？

- 当时引发了何种程度的焦虑？（在焦虑线上标注数字。）

- 你感觉怎么样？（既包括身体上，也包括情绪上。）

- 你的脑中产生过什么想法？

- 感觉到这些之后，你做了什么？（这会帮你注意到在哪些情形下，你逃避的事物令你焦虑，或者你的反应何时让你更焦虑——例如，有些事你没做成，或者没能忽略/阻止焦虑。）

　　你需要专门用一个笔记本来写这个日记，并坚持数周，这样你就能翻看足够多的例子。有时你可能在感觉焦虑的同时就记录了下来——也许更多的时候——你或许不能在事发当时做记录，这要么是由于你当时可能太焦虑（如果已进入恐慌地带的话），要么只是因为不切实际。要努力尽快写下来，这样你就不会遗忘细节。

分析你的想法

　　一旦有了这样一本记录你想法的日记，其中有一整套有关焦虑的细节，你看看能否从你记录的事情中找出下面这些导火索式的想法。

消极的想法

　　这是悲观主义者典型的消极心态，这些导火索式的想法只关注已经发生的所有消极的事，而忽略所有积极的事,他们预测未来要发生不好的事,贬低所有的成功。在任何两可情境下,他们都假定会失败,会有灾难。如此一来,便会将明天要做的事弄得一团糟……交通很可能会拥堵……在晚宴上说的话愚蠢至极……

两极式想法

又常称作"黑白式想法",是指你对事情的想法非黑即白,在这二者之间没有灰色地带。它意味着你要么非常成功,要么彻底失败,如果不能做到绝对的最好,那就是做得不好。以这种方式思考问题的人倾向于设定很高的标准,并且不允许自己或别人在朝目标迈进的过程中留有余地。他们会积极地搜寻失败的迹象,随即宣布他们的工作(或无论其他什么)毫无用处,并对结果感到非常不满意。因此,就因为一个人没能最终赶到,或者因为一件小事没按计划进行,他们就会整晚都觉得这简直是一场灾难。这种思维方式随即带来灾难性的后果(见下文),导致人们极度焦虑,因为他们设定了目标:事情必须

达到百分之百完美——而实际上有多少时候事情是百分
之百完美的呢？

灾难式想法

　　灾难式想法——我喜欢称其为"滚雪球效应"——
在我们处于有压力、焦虑的情况下，或担心某事时，都会
倾向于这样。在已发生的事（或我们担心会发生的事）
与或真或假之事，或者与将来会发生的事之间，我们的大
脑会做出很不合常理的跳跃。我们可能碰巧在同事面前
说错话，例如："天啊！他们也许会告诉所有人我讨厌他
们。"这让我们开始担心"每个人都会认为我令人生
厌……没人会喜欢我……没人想了解我"。在弄清此事
之前，我们开始担忧未来："我将始终独自一人……永远
不会结婚……孤独终老！"一个典型的一连串灾难性思维
的想法，读起来简直是滑稽剧，但在那一刻，你感觉的糟
糕程度就像它会给命运打上封条，这种情况就如同你并
非故意的，而是漫不经心脱口而出的对同事的评论。再

小的错误也会让你担心和恐慌最坏的情况,而这在现实中可能不会发生。

个性式思维

这是一种有趣的导火索式的思维方式,它实际上很普遍,也有明显潜在的积极一面。其特性就是,哪怕不是你应掌控的事,你也会对它们负责。这意味着你常能成为别人的依靠,也确实常被依靠,但这也意味着明明不是你的错,也会令你感到内疚。你内疚是因为他人试图在社会活动中结识朋友,或因某事没完成,哪怕这根本不是你的事。有了"我本该完成的",或者"我知道她是那样想的就好了"这样的想法,或者有持续的负罪感,就会萌生出这种思维模式。

消极读心症式思维

最后一种常见的导火索模式是,人们总担心别人的想法,因为可以肯定,猜测的内容是消极的。这种思维在不自信的人群中更常见,也通常在社会性情境中出现。料想一下诸如此类的想法:"我敢打赌他们在嘲笑我",或者"噢,他明显不想跟我说话",或者"她觉得我是个十足的傻瓜",而这些想法根本没有事实依据。

当你阅读自己的日记时,留意一下自己在显露出导火索式想法时所表现出来的迹象,你可能想特别标记自己所能分辨出的任何想法,它们与你的焦虑有何关联呢?有没有一些想法是反复出现的?

有时一个想法能提供一条线索,这条线索指向你赖以生存的根本目标或规则,比如,在那些事事都要达到超人水平的人身上,两极式思维模式很常见。问问你自己,这背后有没有潜藏的规则?有没有总是给自己施压以达到很高的目标?为什么?我们赖以生存的规则往往是自发的,我们从孩童时代学会,就再也没有质疑过它。但孩童时代对生活的看法可能并不可靠,尤其当经历艰难时,或是在某个有权势的人强加过严厉或不切实际的标准时。问问自己,过去的事是否正触动这些无益的思维方式。

该你了！

辨别频繁激起你焦虑的想法有哪些

大部分人会发现,在他们记录心路历程的日记中,有些想法一而再、再而三地出现。这些想法可能是对自己或他人的信念("我太没用了,做不了这个"),也可能是强迫自己去依赖的一些规则或目标("我决不能犯错"),或如前文所列的某个不好的想法("这是我自己所犯的愚蠢错误")。这样做有助于我们辨别这些频繁的焦虑导火索,那为何不在你的日记中列出来呢?

挑战常见的导火索式的想法

下一步当然是问问自己,这些想法是否确实如此。你当时的感觉是否影响了这些想法?其他人是否认同它们,有没有证据表明确实认同?记住,这些想法对你的感受和情绪会造成极大影响,你想要它们伴随你的生活吗?

你真的认同它们吗？

你会发现，对每个想法逐一进行正反分析是有益的，有切合实际的证据来支持这个想法吗？有反对的证据吗？别忘了考虑你的朋友或亲人的想法或看法。

该你了！

花些时间对你常有的那几种想法做些记录，哪些是支持你想法的证据，哪些又是反对的证据。针对每个想法，拿一张纸，在纸中间划一条竖线，一边写上"支持"，另一边写上"反对"，然后在两边记录下尽可能多的证据，完成之后，放到一边——但还是要触手可及，接下来几天，也许你会想到更多的东西要记录下来。

一旦挑战自己的想法，那就试着找出你确实相信的更切合实际的想法，例如："都是自己愚蠢的错误，我正陷入恐惧中，没错，我是做了些没用的事，这多少影响到了我，但在这件事上，不是我的错——只是运气不佳——并且我没意识到自己的所作所为正让事情变得更糟。现在,我正试图掌控并扭转局面——这只是第一步。"

这些想法会帮你对抗那些试图来找茬的导火索式想法,有人发现,在小卡片上记录下"真实"的想法并放在口袋、钱包或书包里是有益的,一旦导火索式的想法来袭,他们可以随即调动防卫力量。

像这类理解、辨别和挑战无用的思维模式(像在第二章中提到的,有时我们所依赖的超乎常人的目标、规则),它们是一种被称作认知行为疗法(CBT)的治疗方法的基础,我们无法在这一章中涵盖 CBT 的所有方面,但可以越发觉察到无用的想法以及它们是如何影响焦虑程度的,如果你想了解更全面的课程,在辨别和挑战无用的想法方面获得进一步的支持,有些免费的网络资源能如你所愿。浏览一些相关网站或者跟你的医生沟通一下关于 CBT 的内容。

8

开始夺回阵地
第一部分：列出你的担忧

这是应对焦虑最实用的一步，也正是在这一步，你可能会失去耐心，尤其是在焦虑限制或束缚你行动的时候。但是，请记住，你花那么多时间走到这一步是多么不易！之前所有的章节都仅仅是打基础的必要部分，为的只是成功地到达这个阶段。

在前往这一阶段之前要做的

● 确定你觉察到了自己的焦虑程度和它们给你的感觉。参见第五章。

● 掌握一种能让自己较好地放松的方法,并确确实实地去练习,直到熟练,这样你会在出现适中程度的焦虑时(处于重大恐慌程度以下的焦虑),能够自信很好地处理。参见第六章。

● 在你试图挑战焦虑时,辨别出任何可能爆发的普通"导火索式"的想法,并准备一个"真实的"想法方案以防万一。参见第七章。

这是战胜焦虑的最后一步,它是帮助你夺回阵地的工具,在此,你陷入避免某事的怪圈——结果是在与焦虑作斗争。

你要记住,一旦你建立起对某些事物感到恐惧的条件反射,你的大脑就会将你的反应与你所害怕的"最糟糕的情况"(WCS)相关联。你所避开的事情无论是怎么样,你每避开一次,这种关联就被强化一次,于是你相信,只有避开这种情况,它(WCS)才不会发生。我们要做的就是帮你认清,大脑建立的这种关联也许事实上不正确。我们得教会你的大脑,有时你可以面对,根本没什么坏事发生。

现在,在你感到恐慌之前,让我来消除你的疑虑。我不打算建议你思考最坏的可能性,然后直接去面对它!不,正好相反,记得开车的那个比喻吗?当你学开车时,先在容易的路上开,这里也是一样,你要做的是先克服你所逃避的事情中最简单的,然后步步提升。

开始挑战你的恐惧

要解释这一点,得从回顾我自己得了电梯恐惧症的经历开始。曾经有一个阶段,这真的成为我生活中的一个困扰,甚至影响到我在医院的工作,这让我意识到必须克服它。我把能想到的所有我害怕的与电梯相关的情形罗列出来,然后头脑风暴式地想象所有可能要进入的电梯。我罗列形形色色的电梯,以及与乘电梯有关的其他一些情况,例如在我走楼梯时观察电梯、那些乘电梯的人,这些其实没什么可怕,但也令我感觉焦虑。

下一步是对这些事进行排序,把最害怕的放在顶部,最不害怕的放在底端,我给每一件事情划分好等级(共10级),10级是最可怕的,0级则一点也不可怕。

自己试着做一下。你也许会觉得亲自去做很困难,所以可能需要请朋友帮忙。想象各种最能引发焦虑的情形,这一过程本身就令人感到焦虑,所以得放松一些,别急。如果觉得很困难,那么一次就尝试清单上列的三两件事,然后休息一下,做一些能让你放松和舒适的事。记住,不只是想象那些十分可怕的事,实际上,我们的目标是想象那些不那么可怕的事。

该你了!

头脑风暴,列出你的清单

花一分钟时间,列出你所恐惧的事。首先,头脑风暴,列出所有你可能接触的途径——任何途径——与你害怕的事相关的。如果你怕蜘蛛,那么就得想到动物园里的有蜘蛛的房子、在家里沐浴时发现蜘蛛、看见杂志上的蜘蛛图片……如果你在公共场合害怕,那么就得想到去超市或电影院,还有走在路的尽头,甚至站在自家的门外几分钟,看着往来的人,这些情况下都有可能碰见蜘蛛。把你列的清单写在笔记本上。下一步要做的是把它们排好序,给每一件事情从 0 到 10 打上等级(10 级是最可怕的,0 级则一点也不可怕)。把清单重新写下来,从最不可怕的到最可怕的。

你做的怎么样？如果你发现自己的清单上满是焦虑等级为 5 级甚至 5 级以上的事情,那么你得另外再找一天花点时间列出一些不那么可怕的事,或许需要向朋友寻求帮助,在进入下一章之前,你的清单需要一份比较全面的事例。

9

开始夺回阵地
第二部分：康复之路

　　一旦你编辑好可能引发自己焦虑的那些情形的清单，就可以进入下一阶段了：画下我所称的线路图。这很像一次长途旅行，如果你想从伦敦去爱丁堡，那么可以为自己画出旅途中所有想路过的地方，甚至可以添加更细小的事项，比如"加油"。我们要画的是一种类似的图，图上有全部你克服焦虑所需要经过的站，你需要一大张纸（至少 A4 大小），在上面画一条弯弯曲曲的长路线，在一头写"起点"，另一头写"终点"

（见图9.1）。

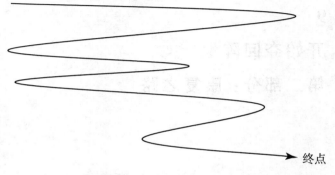

起点　根本不能进电梯，

　　　 如果进了，会感觉极其恐慌。

终点

图9.1　开始画自己的线路图

下一步，将你清单上的每件事放在图上，其中一些——分数高的那些——放在终点附近，就是那些让人感觉非常可怕的事情。其他一些放在起点附近，你可以看到我为自己的电梯恐惧症画的图9.2。

确保你的线路图上有一些保持良好间距的标识，你得避免两处之间间隔太大，间隔大就意味着你到达下一阶段需要努力迈出很大一步。还有很重要的是，你的第一步要很接近起点,在早期阶段不要给自己太大的挑战。起步应该是你清单中评级很低的事项——最好一到两件,决不要超过三件。

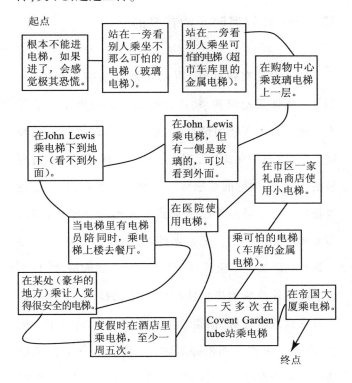

图 9.2

　　你要做的就是沿着这条路一步一步前进，别着急，慢慢来——这不是比赛！

第一步：计划何时开始首要的一步

　　这不太具有挑战性，所以计划起来应该很容易。当你开始做无论何种事，注意你的焦虑程度发生了什么变化。在你所处的情形下，想一想你在哪种焦虑程度上（第五章中焦虑线上的 0 到 10）。你已选择相对容易的一步，所以你的焦虑程度不会上升很高，但要记住放松练习——当你开始感觉到令人不舒服的焦虑时，需要知道如何应对。无论做什么，别让焦虑的小火星让你感到恐慌——记住，它只是一个空洞的威胁，只不过想阻止你挣脱出来！使用你的放松技巧，要挑战任何导火索式的想法，值得让朋友帮助你保持镇定。记住，你没有失控！别担心焦虑——那只是你大脑依过去的经验而发起的烟雾警报。没什么好害怕的，提醒自己那绝不是要发生 WCS。

第二步：重复数次第一步

是的，我的确花了时间去看别人进出电梯，而且实际上我不止一次这么做！我一直重复这么做，直至焦虑逐渐平复到几乎没有。你也会发现同样的情况：每次你重复你图上的一个阶段，其所引发的焦虑便会略微减轻，因为你的大脑知道你能这样做而不会发生可怕的 WCS。因此，第一次你可能发现焦虑程度在 5 左右，而第二次仅仅是 3 或 4，依次递减。当你能够不触发焦虑地完成某一阶段的练习时，就可以考虑向下一个目的地进发了。

第三步：只有在准备好了的情况下，才考虑向下一个目标前进

用这个简单的三步法，你就可以一步步沿着线路图前进。记住，有些步骤要艰难一些，慢慢来，适当放松，不要逼自己太紧或者让情况更糟——例如，在过度疲劳时

尝试新的下一步。庆祝每一个进步,记得移动你的标记。
每移动一次就意味着从焦虑中夺回一块失地,把你的路
标放在能看到的足够高的地方,做一个标记,指引你在旅
途中的位置(如果你能将它固定在冰箱上,那么,使用磁
铁的效果会不错)。

别忘了庆祝!

　　沿着线路图前进是巨大的成就,要给自己足够的肯
定,每次取得新的进步时,可以慰劳一下自己或庆祝一
下:在你即将到达线路图终点的时刻,或者你想要为自己
筹划点特别的事,以纪念这个时刻。这真是很大的成就,
好好庆祝!

　　我的确做到了,登上帝国大厦——86层,45秒钟(显
然,这对我而言太长了!)这不是我生命中最有趣的旅行,
我可能也不太可能会去做第二次,但是我做到了。而且,
更重要的是,它使我达到了一个阶段,我能驾驭日常生活

中的绝大部分电梯了。多年来(也就是十多年前),乘坐电梯已经成为我日常生活的一部分,而不是某种使我恐惧的事。事实上,大部分电梯不会再使我产生任何恐惧,虽然我必须承认,我还是非常不喜欢停车场那些金属电梯,而且也从来没有在上下班高峰时乘坐过 Covent Garden 站的电梯。

10
往前看

　　本书简要介绍了一些帮助你应对焦虑的重要步骤，但只是走出焦虑的"头几步"，如果需要，你一定要寻求更多的帮助，别害怕跟你的医生交谈以获取更多支持。

　　在帮助人们克服焦虑上，我有很大热情，因为我知道它能对你的生活产生巨大影响，但我也知道，如果有良好的支持帮你抵抗焦虑，事情会有很大改观。焦虑仰仗于这样一种事实，那就是：人们从不挑战它——人们只是不停地逃避。我们生活在对通常不会发生的事的担忧中，有多少次你的 WCS 真的发生了？它是怎样的？更加真实的是，你害怕 WCS 可能对你的生活造成影响。这意味着你该害怕的不是 WCS，而是 WCS 所引起的恐惧；那才是能控制和限制你生活的东西。

畏惧恐惧本身

我最喜欢的有关焦虑的语录之一来自于哈利·波特系列丛书中的一本。① 在这本书中，哈利(魔法男孩)学过如何应对博格特，博格特都是神奇的魔法生物，当你面对它时，它就成为你最害怕的东西。对哈利来说，博格特变身为摄魂怪，让他害怕极了，所以一开始他根本无力抵抗，吓得浑身瘫软(你也可以说它直接把他推入了他自己的恐慌区)。摄魂怪都是些戴着斗篷的巨型黑色怪物，是基于J. K. 罗琳自己的焦虑和受挫经历所创作的。当周围有摄魂怪时，它们会将你身体里所有的快乐都吸走，让你觉得自己

①　J. K. 罗琳，《哈利·波特与阿兹卡班的囚徒》，伦敦：布鲁姆斯伯里出版社 2004 年版。

好像再也快乐不起来了，无论从身体上还是精神上，你都感到颤抖、冰冷。书里有这样一段对话，哈利对他的老师解释博格特如何在他面前变身，如何可怕，老师的回答让哈利吃惊，因为他本以为老师会嘲笑他窝囊，但没想到老师却答道："这说明你最害怕的是——恐惧本身。哈利，你很明智。"①

记住，当你与恐惧作斗争时，恐惧本身通常充满了空洞的威胁。我希望本书有助于你更好地了解自己的焦虑，如果你是那种由于个性或经历而会令自己更易于焦虑的人，那么也别灰心，焦虑不一定就能控制你，你也不必为了克服焦虑而失去自我，可以学着去剔除一些事，然后重新"设置"焦虑，让烟雾报警不那么敏感。

在对抗焦虑的过程中，祝你好运！无论发生什么，都要为自己不投降、不让焦虑控制而感到自豪。克服禁锢自己多年的恐惧是可能的，因此一定要向前看，别被那些充满负面预测和厄运预言的想法所左右，梦想一个未来，那里没有焦虑，然后一步步地让梦想成真吧。

---

① J. K. 罗琳，《哈利·波特与阿兹卡班的囚徒》，伦敦：布鲁姆斯伯里出版社 2004 年版。

写给家人的话

　　支持某个正与焦虑作斗争的人很困难,从表面看,焦虑似乎往往完全不理性,看到焦虑如何对他们造成影响,而他们又无力克服,你可能会觉得很受挫。

　　尽管这本书是写给患者们的,但我希望你也会觉得这本书有用。每个人都经历过焦虑,哪怕你没有亲身与之斗争,你或许会发现,有些练习也许能帮你更好地认识焦虑以及它如何影响人们。学习完一些"该你了"的练习,尤其是接近书末的更为实际的步骤,你或许能帮到你所支持的人。

你如何提供帮助?

帮助正与焦虑作斗争的人,有三种重要的方法:

了解你的(和他们的)敌人

焦虑会产生极大的破坏作用,因为它让人感到极其可怕。但大部分时候,这些担忧永远不会成真。通过学习焦虑如何发生作用,人们如何被它的影响所困扰,你就能提供帮助。记住,焦虑的人所感觉到的担忧是真实的,而他们惧怕的结果通常不会成真。帮助他们认识到自己的担忧没有必要,陪伴他们,帮他们挑战担忧。

帮他们使用灭火器

焦虑的最终解药是放松,但这不是轻易就学会的技巧,尤其在你容易焦虑的情况下。记住,这个技巧关乎持续的放松———一整周，当焦虑发作时，也得找到一些练习或仪式让你支持的人镇定下来。帮助他们找到有效的方法，并在很艰难的时候坚持下去。在他们做一些明知道会触发焦虑的事情时，或者是在他们挑战恐惧时，你可以陪伴其左右。如果发现他们紧张，那么你可以提醒他们学过的放松技巧，确保他们在焦虑程度加深之前开始使用这些技巧。

在他们失望时仍满怀希望

焦虑是一种很可怕的情绪，它看起来无所不能，会令人失控，在焦虑下生活是很让人泄气的经历，很多人发现，焦虑还会导致伴随着沮丧、失望而来的一些明显的问题。然而，走出焦虑，夺回控制权是可能的，最难的是要相信这真的可以做到。你要为你支持的人怀着这样的希望。了解焦虑、学习如何突破它，然后帮助他们，让他们知道，你相信他们能做到。和他们一起寻求他们需要的帮助和支持，让这成为现实，让他们知道你一直相信能做到。在他们觉得无望的日子里，他们可能不相信自己能做到，但无论他们的情绪如何低落，得知你仍然坚信他们能克服焦虑，这对他们而言就是极大的鼓舞。

分享旅程

从焦虑中走出来是一个漫长的旅程——不仅对当事人如此，对他们周围的人也是如此。取得成功时应与他们一起庆祝，遭遇不顺时也要关心他们。最重要的是，给他们时间去面对挑战，每次只面对一个挑战。你不能加快进程，慢慢来，别催促他们一蹴而就。

谁来关注陪护者

最后，别忘记为自己寻求帮助，你也许不是那个与焦虑作斗争的人，但支持别人也很艰难，会给你造成很大压力，确保你能在某处放下负担、获得支持和咨询。记住，你知道的越多，你就能越好地帮助他人。

图书在版编目（CIP）数据

如何消除焦虑困扰／（英）凯特·米德尔顿 著；彭文曼 译. --上海：华东师范大学出版社，2017.2

（速成手册系列）

ISBN 978-7-5675-5715-4

Ⅰ. ①如… Ⅱ. ①凯… ②彭… Ⅲ. ①焦虑–防治 Ⅳ. ①R749.7

中国版本图书馆 CIP 数据核字（2016）第 224842 号

如何消除焦虑困扰

著　　者	（英）凯特·米德尔顿	
译　　者	彭文曼	
责任编辑	徐海晴	
封面设计	吴元瑛	
出版发行	华东师范大学出版社	
社　　址	上海市中山北路 3663 号	邮编　200062
网　　址	www.ecnupress.com.cn	
电　　话	021-60821666	行政传真　021-62572105
客服电话	021-62865537	
门市（邮购）电话	021-62869887	
地　　址	上海市中山北路 3663 号华东师范大学校内先锋路口	
网　　店	http://hdsdcbs.tmall.com	
印 刷 者	上海盛隆印务有限公司	
开　　本	787×1092　1/32	
印　　张	3.5	
字　　数	38 千字	
版　　次	2017 年 2 月第 1 版	
印　　次	2017 年 2 月第 1 次	
书　　号	ISBN 978-7-5675-5715-4/G.9837	
定　　价	18.00 元	
出 版 人	王　焰	

（如发现本版图书有印订质量问题，请寄回本社客服中心调换或电话 021-62865537 联系）

上海市版权局著作权合同登记　图字:09-2014-918号